BEI GRIN MACHT SICH IHR WISSEN BEZAHLT

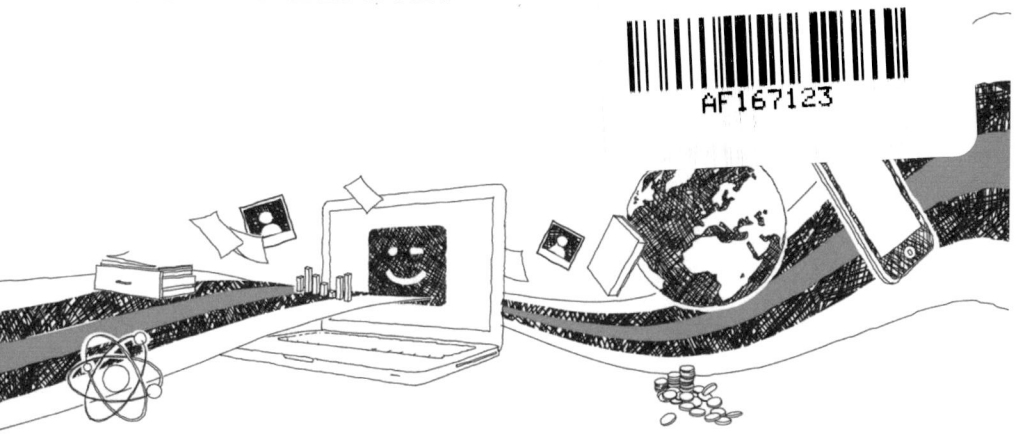

- Wir veröffentlichen Ihre Hausarbeit, Bachelor- und Masterarbeit

- Ihr eigenes eBook und Buch - weltweit in allen wichtigen Shops

- Verdienen Sie an jedem Verkauf

Jetzt bei www.GRIN.com hochladen und kostenlos publizieren

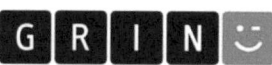

Der Lernprozess aus neurophysiologischer Sicht

Was beeinflusst das Lernen?

Katharina Förster

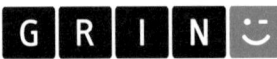

Bibliografische Information der Deutschen Nationalbibliothek:

Die Deutsche Nationalbibliothek verzeichnet diese Publikation in der Deutschen Nationalbibliografie; detaillierte bibliografische Daten sind im Internet über http://dnb.d-nb.de abrufbar.

ISBN: 9783346584274
Dieses Buch ist auch als E-Book erhältlich.

© GRIN Publishing GmbH
Nymphenburger Straße 86
80636 München

Druck und Bindung: Books on Demand GmbH, Norderstedt Germany
Gedruckt auf säurefreiem Papier aus verantwortungsvollen Quellen

Das Buch bei GRIN: https://www.grin.com/document/1169801

IU Internationale Hochschule (Fernstudium)

Modul:

Personal Skills

Thema:

Der Lernprozess aus neurophysiologischer Sicht.

Inhaltsverzeichnis

Welchen Einfluss haben Emotionen und Stress auf unser Gedächtnis?

Der Lernprozess aus neurophysiologischer Sicht.

1 Einleitung

Lernen. Unter diesem Begriff kann sich jeder in unserer Gesellschaft etwas vorstellen. Mit dieser Thematik verbinden wahrscheinlich die meisten zunächst die gezielte Wissensaneignung in der Schule, der Ausbildung oder der Universität. Man erinnert sich vielleicht an stundenlanges Vokabeln oder Gedichte Auswendiglernen oder an das Lernen von mathematischen Formeln, die man vermutlich nie wieder braucht. Doch das Thema Lernen begleitet uns alle bereits viel länger und wird uns auch weit über Schule oder Universität begleiten. Denn fast täglich werden wir mit neuen Erfahrungen oder neuem Wissen konfrontiert, aus dem wir lernen. Aber was bedeutet eigentlich ‚Lernen'?

Innerhalb der Wissenschaft lassen sich viele verschiedene Definitionen für den Lernbegriff finden. Eine Definition findet sich beispielsweise bei Roth und Ryba (2016): „Lernen ist ein Vorgang, der auf der Bewertung erlebter Vorgänge und eigenen Verhaltens in Hinblick auf die Sicherung des eigenen biologischen, psychisch-geistigen und sozialen Lebens und Überlebens beruht." (S. 84). Eine andere Definition findet sich bei Kessler (2021): „Lernen kann als erfahrungsabhängige Veränderung neuronaler Signalübertragung verstanden werden." So unterschiedlich diese Definitionen auch klingen mögen, so haben sie doch eines gemeinsam: Beide Definitionen berufen sich darauf, dass der Mensch durch Erfahrung lernt. Wie gut ein Mensch jedoch lernt, hängt von vielen Faktoren ab. Einen wichtigen Faktor stellen dabei unsere Emotionen und Stress dar. Da Stress für viele einen der Hauptaspekte für das Scheitern von Lernvorhaben darstellt, wird dem Thema Stress in dieser Hausarbeit besondere Aufmerksamkeit geschenkt. Im Verlauf der Hausarbeit soll daher eine Antwort auf die Frage gefunden werden, wie sich Stress auf unser Gedächtnis auswirkt. Dazu wird der Lernprozess zunächst aus neurophysiologischer Sicht beschrieben und erklärt. Im Anschluss daran werden zwei Aspekte, die den Lernprozess beeinflussen können, diskutiert. Dies ist zum einen die Auswirkung von Emotionen und Stress auf den Lernprozess und zum anderen die ‚Lerntypentheorie'. Nach der Beantwortung der Leitfrage werden die sich daraus ergebenden Erkenntnisse mit der ‚Nürnberger-Trichter-Didaktik' verglichen. Unter Berücksichtigung der Leitfrage, sowie der dargestellten Theorien wird abschließend ein Fazit für Lehrende gezogen.

2 Neurophysiologische Grundlagen

Um sich näher mit der Frage auseinandersetzen zu können, wie Stress sich auf unser Gedächtnis auswirkt, werden zunächst einige neuronale Grundlagen erläutert. Dazu wird sowohl der Aufbau des Gehirns als auch der von Nervenzellen beschrieben, sowie anschließend ein Gedächtnismodell dargestellt.

2.1 Aufbau des Gehirns

Das menschliche Gehirn ist eines der komplexesten Dinge, die es gibt. Es wiegt ca. 1,35 Kilogramm, hat ein durchschnittliches Volumen von ca. 1350 Kubikzentimetern und bildet gemeinsam mit dem Rückenmark das Zentralnervensystem (Roth & Ryba, 2016, S. 87). Es lässt sich anatomisch betrachtet in vier Teile gliedern: dem End- oder Großhirn (*Telencephalon*), dem Zwischenhirn (*Diencephalon*), dem Kleinhirn (*Cerebellum*) und dem Hirnstamm (*Truncus encephali*).

Das End- oder Großhirn nimmt den größten Teil unseres Gehirns ein und besteht aus der Großhirnrinde (*Neocortex*), dem Limbischen Cortex und den Subcorticalen Zentren (*Striato-Pallidum, Amygdala, Nucleus accumbens* und *basales Vorderhirn*) (Roth & Ryba, 2016, S. 94). Es ist für die Verarbeitung von sensorischen und motorischen Informationen sowie für assoziativ-integrative, kognitive, limbische und exekutive Funktionen verantwortlich. Im Großhirn sitzt sowohl das Langzeitgedächtnis als auch unser Sprachzentrum. Der Limbische Cortex übernimmt die Funktion der Steuerung von Emotionen, von bewussten Motiven und Bewertungen. Die Subcorticalen Zentren sind zuständig für unbewusste Affekte, Gefühle und Antriebe (ebd.). Die Großhirnrinde ist verantwortlich für „Bewusstsein, Denken, Vorstellen, Erinnern, Handlungsplanung und Sprache" (ebd.). Sie besteht aus zwei Hälften (Hemisphären), die über einen Balken miteinander verbunden sind (ebd., S. 95). In ihr sind ca. 14 Milliarden Nervenzellen enthalten, die über eine halbe Trillionen synaptische Kontakte miteinander verbunden sind. Die Großhirnrinde lässt sich in vier Bereiche den s. g. ‚Lappen' einteilen: den Stirnlappen (*Frontalcortex*), den Scheitellappen (*Parietalcortex*), den Schläfenlappen (*Temporalcortex*) und den Hinterhauptslappen (*Okzipitalcortex*) (ebd.).

Das Zwischenhirn lässt sich unterteilen in den dorsalen Thalamus, den ventralen (Sub-)Thalamus, den Epithalamus und den Hypothalamus (ebd., S. 91). Im dorsalen Thalamus werden alle im Gehirn eingehenden Informationen vorverarbeitet, bevor sie an die Großhirnrinde weitergegeben werden. Dabei entscheidet der dorsale Thalamus, welche Informationen in unser Bewusstsein gelangen sollen. Daher wird er auch ‚Tor zur Bewusstheit' genannt (gehirnlernen.de, n. d.). Der dorsale Thalamus spielt vor allem bei der „Regulation von Wachheits-, Bewusstseins- und Aufmerksamkeitszuständen" (Roth & Ryba, 2016, S. 92) eine wichtige Rolle. Durch seine weitverzweigte Vernetzung ist er aber auch an allen Lern- und Denkprozessen sowie Emotionen beteiligt. Der Subthalamus ist für die Steuerung von Willkürbewegungen zuständig (ebd.). Der Epithalamus enthält die *Epiphyse* (Zirbeldrüse) über die bisher wenig bekannt ist. Was jedoch bekannt ist, ist dass sie das Hormon *Melatonin* ausschüttet. Melatonin ist in unserem Körper für den Schlaf- Wachrhytmus verantwortlich und wird hauptsächlich bei Dunkelheit produziert und ausgeschüttet (Clanner-Engelshofen, 2017). Der Hypothalamus ist das Regulationszentrum für vegetative Funktionen und Affekte (Roth & Ryba, 2016, S. 94). Als ein Teil des limbischen Systems ist er damit das „wichtigste Kontrollzentrum für biologische Grundfunktionen wie Nahrungs- und Flüssigkeitsaufnahme, Schlaf- und Wachzustand, Temperatur- und Kreislaufregulation, Angriffs- und Verteidigungs- sowie Sexualverhalten" (ebd., S.105). Er ist ebenfalls Entstehungsort der damit verbundenen Trieb- und Affektzustände sowie der grundlegenden Persönlichkeitseigenschaften (Temperament) mit denen wir geboren werden (ebd.). Der Hypothalamus enthält zudem die *Hypophyse* (Hirnhangdrüse), welche vor allem die Hormonausschüttung reguliert (gehirnlernen.de, n. d.).

Das Kleinhirn gliedert sich anatomisch in drei Teile: das *Vestibulo-Cerebellum*, das *Spino-Cerebellum* und das *Cerebro-Cerebellum* (ebd., S. 90). Während das Vestibulo-Cerebellum das Gleichgewicht und die Augenfolgebewegung steuert, ist das Spino-Cerebellum für die Koordination des menschlichen Bewegungsapparats verantwortlich. Das Cerebo-Cerebellum ist eng mit der Großhirnrinde verknüpft und ist gemeinsam mit ihr für die feinere Willkürmotorik verantwortlich (ebd.). Das Kleinhirn ermöglicht jedoch nicht nur motorisches Lernen, sondern es ist auch an „vielen kognitiven Leistungen wie Sprache und Denken beteiligt" (ebd.).

Der Hirnstamm wird unterteilt in das Mittelhirn (*Mesencephalon*), die Brücke (*Pons*) und das verlängerte Mark (*Medulla oblongata*) (ebd.). Das verlängerte Mark ist der direkte Fortsatz des Rückenmarks und zuständig für lebenswichtige Körperfunktionen wie „Schlafen und Wachen, [den] Blutkreislauf und [die] Atmung sowie [für] Erregungs-, Aufmerksamkeits- und Bewusstseinszustände" (ebd., S. 88). Die Brücke ist vor allem wichtig für die Informationsübertragung zwischen Großhirnrinde und Kleinhirn (ebd., S. 89). Im Mittelhirn werden Sinneseindrücke (visuelle, auditive und taktile Eindrücke) verarbeitet und koordiniert (ebd., S. 93). Es ist außerdem zuständig für die unbewusste räumliche Orientierung und Aufmerksamkeitssteuerung sowie für die Steuerung von instinktiven und affektiven Verhaltensweisen (ebd., S. 93f.).

Zuletzt soll noch das limbische System näher beschrieben werden. Das limbische System ist ein ausgedehntes Netzwerk, bestehend aus vielen größeren und kleineren Hirngebieten, welche mit „emotional-affektiven Zuständen in Verbindung mit Vorstellungen, Gedächtnisleistungen und der Bewertung, Auswahl und Steuerung von Handlungen zu tun haben" (Roth & Dicke, 2006 zitiert nach Roth & Ryba, 2016, S. 103f.). Zu ihm werden die Kerngebiete des Mittelhirns, des Zwischenhirns, des dorsalen Thalamus und des Hypothalamus sowie Gebiete des Großhirns dazu gezählt (Roth & Ryba, 2016, S. 104f.). Der Hypothalamus beeinflusst über Hormone und Neuropeptide unsere Organe und deren Funktionen. Dies führt zu einer engen Verbindung zwischen Körper und Gehirn, welche wir vor allem bei starken Affekten empfinden (ebd., S.108). Der Hypothalamus spielt im limbischen System daher vor allem eine Rolle bei der Stressbewältigung. In diesem Zusammenhang ist auch die *Amygdala* zu erwähnen. Sie spielt eine zentrale Rolle bei der unbewussten Entstehung von „überwiegend negativen oder stark bewegenden Affekten und Emotionen sowie beim emotionalen Lernen" (ebd.). Sie wird deshalb auch als das „Zentrum der furcht- und angstgeleiteten Verhaltensbewertung" bezeichnet (ebd.). Gegenspieler der Amygdala ist das *Mesolimbische System*. Es ist das Belohnungssystem des Gehirns, bei welchem hirneigene Opioide wirksam werden. Diese Opioide führen nicht nur zu positiven Empfindungen, sondern können auch zu Euphorie und Ekstase führen (ebd.).

2.2   Aufbau und Kommunikation von Nervenzellen

Wie jedes Gehirn, besteht auch das menschliche Gehirn aus Nervenzellen (*Neuronen*). Im menschlichen Gehirn befinden sich circa 60 bis 100 Milliarden Neuronen (Roth & Ryba, 2016, S. 84). Bereits während der Schwangerschaft werden die meisten Neuronen im Gehirn des Fötus ausgebildet, jedoch besteht zunächst noch keine Verbindung zwischen ihnen (Lecturio, 2020). Während den ersten Lebensjahren bilden sich die *Dendriten* aus, durch welche die Neuronen im Stande sind Informationen aufzunehmen (ebd.). Über die s. g. *Axone* sind die Neuronen in der Lage Informationen an andere Zellen weiterzuleiten (Roth & Ryba, 2016, S. 85). Jede Nervenzelle ist über eine *synaptische Verbindung* mit tausenden anderen Nervenzellen verbunden. In der Großhirnrinde des Menschen wird die Zahl an synaptischen Verbindungen pro Nervenzelle auf circa zwanzigtausend geschätzt (ebd.). Die Neuronen haben die Funktion Informationen an das Gehirn weiterzuleiten bzw. diese zu verarbeiten. Ebenfalls haben sie eine Verstärker- und Filtereigenschaft, welche ‚*Neuromodulation*‘ genannt wird. Diese bildet die Grundlage des Lernens und der Gedächtnisbildung (ebd., S. 87). Man unterscheidet bei Neuronen zwischen einer elektrischen und einer chemischen Reizweiterleitung. Die Übertragung einer elektrischen Erregung erfolgt dabei an den Synapsen, wobei chemische Botenstoffe aus der einen Zelle (*Präsynapse*), die Weiterleitung des Reizes in der nächsten Zelle (*Postsynapse*) auslösen (Kupferschmidt, 2018). Zwischen den Synapsen befindet sich ein kleiner Spalt (*synaptischer Spalt*), in den sich die chemischen Botenstoffe der Präsynapse entleeren (ebd.). Diese Botenstoffe „docken auf der anderen Seite des Spalts an den Rezeptoren auf der Oberfläche der postsynaptischen Zelle an" (ebd.). Daraufhin öffnet sich ein Kanal, durch den die Botenstoffe in die Zelle strömen können. Wenn genügend Botenstoffe in die Postsynapse gelangen, wird sie zur Präsynapse und der Vorgang wiederholt sich. Informationen können also gespeichert werden, indem sich die Reizweiterleitung einer Zelle verändert. So wird ein Neuron, das häufig ein anderes Neuron aktiviert, immer besser darin dieses zu aktivieren. Diesen Effekt nennt man *Langzeitpotenzierung* (LTP). Beim Lernen können sogar neue Synapsen oder Nervenzellen gebildet werden (ebd.). Dieses Phänomen wird auch *synaptische Plastizität* genannt. Diese bildet die Grundlage für Veränderungen in unserem Gehirn, welche es uns ermöglichen zu Lernen (ebd.).

2.3 Unser Gedächtnis

Viele Dinge, wie z. B. unsere alltäglichen Routinen, erledigen wir, ohne groß darüber nachzudenken. Über andere Dinge, wie den Namen einer Stadt in der man vor ein paar Jahren Urlaub gemacht hat, müssen wir länger nachdenken und nach den Erinnerungen in unserem Gedächtnis suchen. Aber was genau ist eigentlich unser Gedächtnis? Der Begriff Gedächtnis stellt zunächst einmal einen Oberbegriff für alle Arten von Informationsspeicherung im Organismus dar. Unser Gedächtnis ist zum einen für die Aufnahme und Speicherung von Informationen, sowie für die Ordnung und Reorganisation dieser zuständig. Zum anderen aber auch für das Abrufen von Informationen (Folta-Schoofs & Ostermann, 2019, S. 153). Über unser Gedächtnis gibt es viele verschiedene wissenschaftlich diskutierte Theorien und Modelle. Im Rahmen dieser Hausarbeit soll das Atkinson-Shiffrin-Modell näher beschrieben werden, welches heute zu den bekanntesten psychologischen Gedächtnismodellen zählt. Das Modell nimmt eine zeitliche Gliederung des Gedächtnisses vor. Es unterscheidet dabei zwischen einem *Ultrakurzzeitgedächtnis* (im Folgenden UZG), einem *Kurzzeitgedächtnis* (im Folgenden KZG), einem *Langzeitgedächtnis* (im Folgenden LZG) und einem *Arbeitsgedächtnis* (im Folgenden AG) (ebd., S. 154). Nach diesem Modell beginnt die Gedächtnisbildung mit einer neuronalen Erregung (im Folgenden *,Information'* genannt) über einen Sinneskanal. Die aufgenommene Information wird zuerst in das UZG, dem s. g. *sensorischen Speicher*, überführt (ebd.). Das UZG kann Informationen nur für wenige Millisekunden speichern, weswegen es aus verschiedenen Subspeichern besteht (ebd., S. 156). Diese filtern die ankommenden Informationen, sodass nur relevante Informationen der weiteren Verarbeitung zugänglich gemacht werden. Bei diesem unbewussten Auswahlprozess spielen in der Regel „persönliche Erfahrungen der Vergangenheit und die emotionale Konnotation von Reizkonstellationen eine entscheidende Rolle" (ebd., S. 155). Das bedeutet, dass eine Information im UZG „aktiv mit Aufmerksamkeit belegt und auf diese Weise für die weitere Verarbeitung selektiert werden [muss]" (ebd., S. 156). Unter dieser Voraussetzung kann eine Information in das KZG überführt werden. Das KZG kann Informationen für einige Sekunden bis wenige Minuten speichern. Durch das Auffrischen oder Wiederholen von Informationen, kann die Behaltedauer im KZG verlängert werden (ebd.). Der Prozess der Überführung von vorläufig im KZG gespeicherten Inhalten in das Langzeitgedächtnis wird *Konsolidierung* genannt. Durch diesen Prozess lassen sich Informationen langfristig im LZG speichern (ebd.). Das AG stellt eine Schnittstelle zwischen Kurzzeit- und Langzeitgedächtnis dar. Seine Aufgabe besteht darin Informationen aus dem KZG aktiv zu verarbeiten und Informationen aus dem LZG bereitzustellen (ebd., S. 157). Wo das KZG Informationen lediglich kurzfristig und passiv abspeichert, kann das AG Informationen aktiv halten, abgleichen oder manipulieren. Wegen dieser Funktionen wird es auch häufig mit dem

Arbeitsspeicher eines Computers verglichen (ebd.). Das LZG ist hinsichtlich der „Dauer der Einspeicherung und der Aufnahmekapazität theoretisch unbegrenzt" (ebd.). Jedoch wird in der Wissenschaft viel darüber diskutiert. Es ist nicht klar, ob einmal erfolgreich konsolidierte Informationen im LZG ein Leben lang dort gespeichert bleiben, selbst wenn das bedeutet, dass man nicht mehr aktiv auf diese Informationen zugreifen kann (ebd.). Möglicherweise werden konsolidierte Informationen die selten wiederholt werden und nicht erneut konsolidiert werden (*Re-Konsolidierung*) auch nach etwa ein bis zwei Jahrzenten dauerhaft aus dem LZG gelöscht (ebd.). Beim Langzeitgedächtnis wird zwischen einem *deklarativen Langzeitgedächtnis* (auch: Wissen- oder explizites Gedächtnis) und einem *nondeklarativen Langzeitgedächtnis* (auch: Verhaltens- oder implizites Gedächtnis) unterschieden (ebd., S. 159). Im deklarativen LZG werden Informationen gespeichert, die bewusst und in sprachlicher Form abgerufen werden können. Es umfasst das *episodische* Gedächtnis (autobiographisches Gedächtnis), in dem persönliche Erlebnisse und die Chronologie des eigenen Lebens gespeichert werden und das *semantische* Gedächtnis (Faktengedächtnis), in dem Faktenwissen ohne emotionalen Bezug gespeichert wird (ebd.). Das nondeklarative LZG wird unterteilt in das *prozedurale* Gedächtnis (Fähigkeitengedächtnis), welches implizites Wissen über automatisierte Fähigkeiten und Routinehandlungen speichert und das *Priming-Gedächtnis* (Wahrnehmungsgedächtnis), das weitestgehend unbewusste Reizmuster speichert (ebd., S. 159f.).

Wie aber können wir nun Erinnerungen aus unserem Gedächtnis abrufen? Diese Frage lässt sich nicht zur Gänze beantworten. Nach Krämer (2011) treten Erinnerungen dann auf, „wenn im Gehirn ein bestimmtes neuronales Aktivitätsmuster entsteht, das als Reaktion auf ein bestimmtes Ereignis generiert wurde." Der Hypothalamus und die Amygdala haben eine große Bedeutung, wenn es zur Konsolidierung von episodischen Gedächtnisinhalten kommt. Die Fähigkeit Gedächtnisinhalte langfristig zu speichern erlaubt es dem Menschen sich nicht nur an „besonders bedeutsame, glückliche oder schmerzhafte Momente [zu] erinnern" (Folta-Schoofs & Ostermann, 2019, S. 172). Sie erlaubt es dem Menschen auch sich „in den Zustand zurückversetzen [zu] können, den das emotionale Erleben zum Zeitpunkt der Konsolidierung charakterisierte" (ebd.). So könnte uns zum Beispiel Zimtgeruch an Weihnachten denken lassen, oder ein Lied einer früheren Lieblingsband in uns die Erinnerungen an ein Konzert zurückbringen.

3 Was beeinflusst das Lernen?

Um diese Frage zu beantworten, gibt es viele verschiedene Möglichkeiten. Im Rahmen dieser Hausarbeit soll jedoch vor allem eine Antwort auf die Frage, wie Emotionen und Stress sich auf den Lernprozess auswirken, gefunden werden. Zudem wird die Lerntypentheorie nach Vester näher beschrieben und diskutiert.

3.1 Auswirkungen von Emotionen und Stress

Gedächtnisinhalte, die an Emotionen geknüpft sind, bleiben uns oftmals länger und besser im Gedächtnis. Neben dem bereits in 2.3 (Unser Gedächtnis) vorgestellten semantischen Gedächtnis, gibt es auch noch ein so genanntes ‚emotionales Gedächtnis' (Hofmann & Löhle, 2016, S. 27). Wird Wissen in beiden Gedächtnisarten gespeichert, ist es besser im Gedächtnis verankert. Dabei ist es egal, ob es sich bei der zugehörigen Emotion um eine positive oder negative Emotion handelt (ebd.). Um Wissen besser behalten zu können, ist im Prinzip jede Art von emotionaler Beteiligung förderlich, wobei die Kopplung von positiven Emotionen an den Lernstoff sich selbstverständlich angenehmer gestaltet. Durch Entspannungsübungen vor und nach dem Lernen, lassen sich beispielsweise positive Körperempfindungen herbeiführen, welche die emotionale Färbung des Lernstoffs erhöhen und so Inhalte im Gedächtnis haftbarer machen (ebd.). Verantwortlich für die emotionale Färbung ist die Amygdala (Drimalla, 2018). Der beschriebene Effekt kann bei Stress sogar noch durch das Hormon Cortisol verstärkt werden. Die Auswirkungen von Cortisol auf das Langzeitgedächtnis sind bereits häufig untersucht worden. Herausgefunden wurde dabei, dass moderater Stress (also auch eine moderate Cortisolerhöhung) einen positiven Effekt auf das deklarative Gedächtnis hat (Folta-Schoofs & Ostermann, 2019, S. 181). Eine hohe Menge an Cortisol dagegen, hat auf die Gedächtnisleistung einen negativen Einfluss. Beeinträchtigt wird dabei insbesondere das Abrufen von langfristig gespeichertem Wissen (ebd.). Durch kurzfristigen psychischen oder physischen Stress wird anhand zwei verschiedener Stresssysteme zunächst eine schnelle- später eine verzögerte physiologische Stressreaktion ausgelöst (ebd., S. 179). Dabei steht die schnelle Stressreaktion „vorrangig im Dienst der Energiebereitstellung", während sich die verzögerte Stressreaktion vor allem durch „die Heilung von Verletzungen und [durch] die Modulation von Aufmerksamkeits-, Lern und Gedächtnisprozessen [auszeichnet], die der langfristigen Memorierung des Stressereignisses dienen" (ebd., S. 180). Viele Studien konnten bereits belegen, dass sich Stress, sowie Ängste oder Depressionen ebenfalls auf den Hippocampus auswirken können. Die Stresshormone (Adrenalin, Noradrenalin und Cortisol) reduzieren außerdem die Erregbarkeit von Neuronen im Hippocampus. Dies führt dazu, dass die für das Lernen und das Gedächtnis wichtigen Mechanismen der neuronalen Plastizität unterdrückt werden (ebd.). Verschiedene Studien zeigen, dass eine hohe Konzentration von Stresshormonen die Funktionalität von Hirnarealen nachteilig beeinflussen kann (Coe et al., 2003 zitiert nach Folta-Schoofs & Ostermann, 2019, S. 180). Jedoch konnten andere Studien belegen, dass „eine erhöhte

Stresshormon-Konzentration ... eine schnelle Allokation von Informationsverarbeitungskapazitäten auf emotionale (insbesondere bedrohliche) Reize bewirkte ... und die Konsolidierung dieser Reize in das Langzeitgedächtnis verbesserte" (ebd., S. 181). Das bedeutet, dass wie oben beschrieben, Lerninhalte schneller gelernt und besser erinnert werden, wenn sie an ein emotionales Erlebnis geknüpft sind. In der Neurowissenschaft wird dies als Beleg dafür angesehen, dass moderater Stress das Gedächtnis verbessert, wohingegen starker Stress ihm schaden kann.

Natürlich gibt es noch viele weitere Faktoren, die das Lernen auf ganz unterschiedliche Weise beeinflussen können. Beispielhaft seien hier Ernährung, körperliche Aktivität und/ oder Bindung und Beziehungserfahrung zu nennen. Da dies den Rahmen der Hausarbeit sprengen würde, wurde sich auf die oben genannten Punkte konzentriert. Einen Überblick bietet jedoch beispielsweise Folta-Schoofs und Ostermann 2019, S. 184 – 213.

3.2 Lerntypentheorie nach Vester

Wenn man sich mit der Frage beschäftigt, was das Lernen beeinflusst, stößt man während der Recherche auch häufig auf Texte oder sogar Tests, in denen man seinen s. g. Lerntypen bestimmen kann. In der Wissenschaft gibt es viele verschiedene Ansätze, in denen versucht wird bestimmte Verhaltensweisen oder Lernmerkmale einem bestimmten Lerntypen zuzuordnen. Ein Ansatz, über den man dabei immer wieder stolpert, ist der von Vester (1975), welcher „verschiedene Lerntypen aufgrund ihrer Präferenz für Sinneskanäle" (Mandl & Friedrich, 2006, S. 372) definiert. Sein Buch „Denken, Lernen, Vergessen" (erste Veröffentlichung 1975) ist in diesem Jahr schon in der 40. aktualisierten Neuauflage erschienen. Vesters „Lerntypentheorie" erhält demnach bis heute von vielen Seiten große Aufmerksamkeit, jedoch nehmen die kritischen Stimmen immer mehr zu. Vesters (2021) Grundaussage ist, dass jeder Wissensstoff „ganz unabhängig von seinem Schwierigkeitsgrad" (S. 49), entsprechend dem jeweiligen Lerntypen des Lernenden, gelernt werden kann. Vester unterscheidet dabei zwischen vier Lerntypen. Einem auditiven Lerntyp (durch Hören und Sprechen), einem optisch/ visuellen Lerntyp (durch das Auge, durch Beobachtung), einem haptischen Lerntyp (durch Anfassen und Fühlen) und einem intellektuellen Lerntyp, je nachdem welche Sinne der Lernende bevorzugt. Er behauptet, dass die Lerneffektivität eines jeden einzelnen gesteigert werden kann, wenn der richtige Wahrnehmungskanal angesprochen wird (Stangl, 2021). Diese Behauptung muss jedoch kritisch hinterfragt werden, denn lediglich drei der vier Lerntypen die Vester beschreibt, beziehen sich auf solch einen ‚Wahrnehmungskanal'. Der vierte Typ (intellektueller Typ) „bezieht sich auf den Verstehensprozess selber [sic]" (Stangl, 2021), was impliziert, dass „der Intellekt bei den anderen drei Typen keine größere Rolle für Denken oder Verstehen spielt" (ebd.). Looß (2001) überprüfte zudem kritisch die innere Logik von Vesters Behauptungen: Vester behauptet, dass „je mehr Arten der Erklärung angeboten werden, je mehr Kanäle der Wahrnehmung benutzt werden ... , desto fester wird das Wissen gespeichert, desto vielfältiger wird es verankert und auch verstanden, desto mehr Schüler werden den Wissensstoff begreifen und auch später wieder erinnern" (Vester, 2021, S. 51). Anzumerken zu dieser Behauptung ist jedoch, dass die ‚Arten der Erklärung' nicht identisch mit denen von ihm erwähnten ‚Kanälen der Wahrnehmung' sind (Looß, 2001, S. 2). Zwar kann beispielsweise ein physikalisches Gesetzt auditiv sowie optisch durch eine Form verbaler Codierung aufgenommen werden, jedoch kann dies haptisch nur beispielsweise über Blindenschrift geschehen (ebd.). Letztendlich beschreibt Looß (2001), dass Vester lediglich Voraussetzungen für das Lernen bzw. für das Verstehen von Informationen beschreibt. Aus dieser Sichtweise betrachtet ist der intellektuelle Lerntyp die Folge der anderen drei Lerntypen, was ihn unverzichtbar für das Verstehen von Informationen macht (ebd.). Vesters Ansatz weist über die genannten kritische Punkte noch weitere auf, auf die im Rahmen dieser Hausarbeit nicht weiter eingegangen werden soll, jedoch findet sich eine ausführliche Auseinandersetzung mit der Lerntypentheorie von Vester bei Looß 2001.

Abschließend ist festzuhalten, dass es in der neurowissenschaftlichen Literatur keine empirischen Belege für einen spezifischen Lerntypen gibt. Denn wie in Kapitel 2 (Neurophysiologische Grundlagen des Lernprozesses) dargestellt, läuft Lernen auf neurobiologischer Ebene immer gleich ab. Das bedeutet, dass es egal ist über welchen Sinneskanal die Informationen aufgenommen werden. Denn bei der Gedächtnisbildung laufen immer die gleichen neuronalen Prozesse ab (Becker, 2015).

4   Das Modell des Nürnberger Trichters

Das Modell des Nürnberger Trichters ist eine eher scherzhafte und mechanistische Form des Lehrens, welche mit der Vorstellung verbunden ist, Schüler*innen könnten sich Lehrinhalte ohne Aufwand aneignen und Lehrkräfte könnten allen alles vermitteln (Stangl, 2021).
Die Prämissen der Nürnberger-Trichter-Didaktik lauten nach Stangl (2021):

> *„Der Lernstoff ist grundsätzlich vermittelbar. Der Lehrer / Experte weiß, was der Lerner in Zukunft wissen und deshalb lernen soll. Er weiß, was der Lerner braucht. Der Lehrer kennt in etwa den Lernprozess des Lernenden und kann ihn steuern. Es gibt eine optimale Stoffvermittlung. Wissen lässt sich mit Hilfe der Sprache (Schriftsprache, Bildsprache) vom Lehrer auf den Lernenden übertragen. Aufgabe des Lehrers ist es, Antworten zu geben. Aufgabe des Schülers ist es, den Lernstoff mehr oder weniger passiv aufzunehmen und in seinem Gedächtnis abzuspeichern. Auf diese Weise eignet er sich das Wissen des Lehrers nach und nach an. Der Lernstoff ist ein unpersönliches Gebilde, das oft in seiner Komplexität dem Lernenden gegenübersteht. Hochwertiges Lernen heißt, viel zu lernen. Lernerfolge werden hergestellt durch vielfältige Methoden der Stoffvermittlung, durch sequenzielle Verabreichung von Lernhäppchen und durch einen Lernweg, der vom Einfachen zum Komplizierten führt."*

Obwohl einige dieser Prämissen sinnvoll klingen (z. B. der Lernstoff soll grundsätzlich vermittelbar sein), sind die meisten jedoch nicht mit den heutigen neurophysiologischen Erkenntnissen über das Gehirn oder das Lernen vereinbar. Vor allem die Annahme Schüler*innen sollten den Lernstoff ‚passiv' aufnehmen und in ihrem Gedächtnis abspeichern, löst bei vielen Wissenschaftlern Unmut aus. Wie in 2.3 (Unser Gedächtnis) dargestellt, kann Wissen nicht passiv aufgenommen und gespeichert werden. Stattdessen muss das eingehende Wissen *aktiv* mit Aufmerksamkeit belegt werden, um langfristig im Gedächtnis gespeichert werden zu können.

5 Fazit für Lehrende

Aus den oben genannten Erkenntnissen lässt sich folgendes Fazit für Lehrende ziehen: Um den Prozess der Gedächtnisbildung anzuregen, sollten Lehrinhalte immer in möglichst verschiedenen sensorischen Modalitäten angeboten werden. Denn durch eine multisensorische Umwelt werden zeitgleich mehrere Subsysteme des Ultrakurzzeitgedächtnis aktiviert, was die Gedächtnisbildung und somit den Übergang ins Kurzzeit- bzw. Langzeitgedächtnis fördert (Folta-Schoofs & Ostermann, 2019, S. 155). Konkret bedeutet dies, dass Lehrkräfte ihren Schüler*innen nicht nur Wissen über die Sinneskanäle vermitteln, sondern ihnen die Wissensaneignung über alle Sinne ermöglichen sollten. Lehrer*innen könnten die Kinder beispielsweise zunächst etwas zu einem Thema lesen lassen, ihnen danach aber auch Bilder und Videos zeigen und sie selbst Experimente zum Thema machen lassen (Becker, 2015). Das Wiederholen von Informationen in regelmäßigen Abständen und „die damit einhergehende Re-Konsolidierung von Informationen, die durch die Variation von Lernumgebungen und Lernkontexten begünstigt wird, fördert die assoziative Verknüpfung von Wissen im LZG und schützt vor schnellem Vergessen" (Folta-Schoofs & Ostermann, 2019, S. 156-157). So könnten Lehrkräfte die Schüler*innen eine Matheformel zunächst im Klassenraum, dann Zuhause/ in der OGS und später in einem anderen Klassenraum oder auf dem Schulhof wiederholen lassen. Um Schüler*innen keinem dauerhaftem Stress auszusetzen und eine chronische Aktivierung der körpereigenen Stresssysteme zu vermeiden, sollten ausreichende Entspannungs-, Ruhe und Erholungsphasen in den Unterricht integriert werden (ebd., S. 178). Dies gelingt zum Beispiel durch ein Auflockerndes Spiel, kurze Pausen oder kurze Entspannungsübungen während des Unterrichts.

6 Fazit

Das menschliche Gehirn ist in seiner Funktionsweise sehr komplex und bis heute noch nicht zur Gänze erforscht. Jedoch lässt sich dank der Erkenntnisse, die die Neurowissenschaft bisher erlangt hat mit ziemlicher Sicherheit sagen, wie der Lernprozess neurologisch stattfindet. Rätsel wirft hingegen weiterhin die Gedächtnisbildung auf. Es ist bis heute ungeklärt, ob Informationen, die einmal ins Langzeitgedächtnis aufgenommen wurden, für immer dortbleiben oder ob sie irgendwann gelöscht werden. Die Leitfrage der Hausarbeit konnte jedoch mit Sicherheit beantwortet werden. Denn man ist sich der Tatsache sicher, dass mit Emotionen belegte Informationen (egal welche Emotion), schneller in unser Kurz- und Langzeitgedächtnis gelangen und wir uns an diese Informationen besser und länger erinnern können. So verhält es sich auch bei Stress. Ein gewisses Stressniveau sorgt ebenfalls dafür, dass wir Informationen schneller konsolidieren können. Ein zu hohes Stressniveau oder chronischer Stress hingegen, haben einen negativen Einfluss auf die Langzeitgedächtnisbildung. Sowohl die Nürnberger-Trichter-Didaktik als auch Vesters Lerntypentheorie sind heute stark umstritten. Letztere vor allem deshalb, weil es nicht nur Unstimmigkeiten in der Theorie selbst gibt, sondern bis heute auch keine Nachweise aus der Kognitionswissenschaft über verschiedene Lerntypen vorliegen. Lehrende sollten sich daher nicht auf diese Theorie stützen, sondern ihren Unterricht anhand der gesicherten Erkenntnisse der Neurodidaktik ausrichten.

7 Reflexion

Im Rahmen dieser Hausarbeit sollte der Lernprozess aus neurophysiologischer Sicht dargestellt werden. Das Thema sollte durch eine Leitfrage (Welchen Einfluss haben Emotionen und Stress auf unser Gedächtnis?) eingegrenzt werden. Des Weiteren sollten der Nürnberger Trichter, hemmende und stärkende Lerneinflüsse sowie ein Fazit für Lehrende in die Arbeit integriert werden. Da es viele hemmende und stärkende Lerneinflüsse gibt, habe ich mich bei meiner Hausarbeit entschieden diese Thematik durch meine Leitfrage einzugrenzen. Diese Leitfrage zu finden viel mir aus persönlichem Interesse nicht schwer. Schlussendlich kann ich sagen, dass mir diese Hausarbeit dabei geholfen hat zu verstehen, wie mein eigener Lernprozess abläuft und was mit meinem Gedächtnis unter Stress passiert. Außerdem hilft mir das Wissen über den Ablauf des Lernprozesses in meinem beruflichen Alltag dabei, die Lernprozesse der Kinder besser einzuordnen. Auch konnte ich durch meine Literaturrecherchen herausfinden, wie ich persönlich sowie beruflich mit zu hohem Stress vor, während oder nach dem Lernen umgehen kann (z. B. durch verschiedene Entspannungsübungen).

8 Literaturverzeichnis

Becker, N (2015): *Gibt es verschiedene Lerntypen?*
https://www.dasgehirn.info/aktuell/frage-an-das-gehirn/gibt-es-verschiedene-lerntypen?gclid=EAIaIQobChMIlbi__uvT2AIVbRbTCh0dtABsEAAYASAAEgK3MvD_BwE

Clanner–Engelshofen, B. (2017): *Melatonin.*
https://www.netdoktor.de/medikamente/melatonin/

Drimalla, H. (2018): *Gedächtnis unter Strom.*
https://www.dasgehirn.info/denken/gedaechtnis/gedaechtnis-unter-strom#:~:text=Stress%20beeinflusst%20durch%20die%20Aussch%C3%BCttung,stehen%2C%20mindert%20jedoch%20die%20Ged%C3%A4chtnisleistung

Folta-Schoofs, K. & Ostermann, B. (2019): *Neurodidaktik : Grundlagen für Studium und Praxis.* Kohlhammer Verlag, Stuttgart

Gehirnlernen (n. d.): *Gehirn und Lernen.*
https://www.gehirnlernen.de/gehirn/das-limbische-system-oder-das-s%C3%A4ugergehirn/

Hofmann, E. & Löhle, M (2016): *Erfolgreich Lernen. Effiziente Lern- und Arbeitsstrategien für Schule, Studium und Beruf.* 3. überarbeitete Aufl., Hogrefe Verlag.

Kessler, H. (2021): *Kurzlehrbuch Medizinische Psychologie und Soziologie.* 4.Aufl., Thieme Verlag.

Krämer, T. (2011): *Wie Erlebnisse zu Erfahrungen werden – Das Gedächtnis.*
https://www.dasgehirn.info/denken/gedaechtnis/wie-erlebnisse-zu-erfahrungen-werden-das-gedaechtnis

Kupferschmidt, K. (2018): *Von Zelle zu Zelle.*
https://www.dasgehirn.info/denken/gedaechtnis/lernen-von-zelle-zu-zelle

Lecturio (2020): *Lernen und Gedächtnis – Neurophysiologische Grundlagen.*
https://www.lecturio.de/magazin/physiologie-lernen-gedaechtnis/

Looß, M. (2001): *Lerntypen? Ein pädagogisches Konstrukt auf dem Prüfstand.*
https://www.lernumgebungen.ch/files/artikel_buecher/maike_loos_lerntypen_2001.p
df

Mandl, H. & Friedrich H. (2006): *Handbuch Lernstrategien.* Hogrefe Verlag.

Roth, G. & Ryba, A. (2016): *Coaching, Beratung und Gehirn : Neurobiologische Grundlagen
wirksamer Veränderungskonzepte.* Klett-Cotta.

Stangl, W. (2021): *Die Lerntypentheorie – eine Kritik.*
https://arbeitsblaetter.stangl-taller.at/LERNEN/Lerntypen.shtml

Vester, F. (2021): *Denken, Lernen, Vergessen. Was geht in unserem Kopf vor, wie lernt das
Gehirn, und wann lässt es uns im Stich?.* 40. Aktualisierte Aufl., dtv.

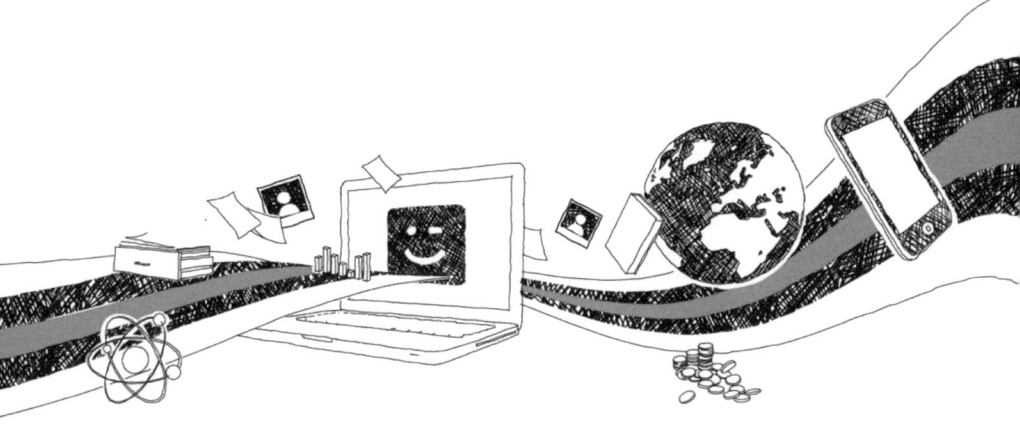
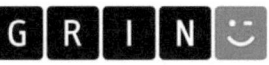